ERRATA
DU DICTIONNAIRE
DES
SCIENCES MÉDICALES.

ERRATA
DU DICTIONNAIRE
DES
SCIENCES MÉDICALES.

A LYON,

Chez AYNÉ Frères, Libraires, rue St-Dominique, n.° 17.

Se trouve A PARIS,

Chez BRUNO-LABBE, Libraire, quai des Augustins;
Et chez les Libraires du Palais Royal.

1816.

IMPRIMERIE DE J.-L. MAILLET, RUE SAINT-JOSEPH.

PROSPECTUS.

Jamais siècle ne fut aussi fertile que le nôtre en livres de médecine. Déjà dix-sept volumes du DICTIONNAIRE DES SCIENCES MÉDICALES, ont paru sur l'horison, et le Dictionnaire des Sciences médicales n'est qu'à son commencement : à peine a-t-il atteint la lettre G! Nous possédons de plus la FLORE DES SCIENCES MÉDICALES, les EPHÉMÉRIDES DES SCIENCES MÉDICALES, le JOURNAL UNIVERSEL DES SCIENCES MÉDICALES; sans parler d'une infinité d'autres Ouvrages médicaux. Il ne nous manque plus qu'un ERRATA DU DICTIONNAIRE DES SCIENCES MÉDICALES. Nous sentons toute l'imperfection de celui que nous offrons au Public : mais il sera peut-être de quelque utilité jusqu'à l'instant où paraîtra le grand ERRATA de MM. les Auteurs du Dictionnaire : Errata qui, s'il est exact et complet, comme nous l'espérons, formera un Ouvrage à part, presqu'aussi étonnant que le Dictionnaire lui-même.

Ajouter ce qui peut manquer à cette immense production, s'il est vrai qu'il y manque quelque chose, retrancher ce qui est de trop, tel est le plan que M. l'Entrepreneur et MM. les Rédacteurs ne manqueront pas de suivre : or, lorsque d'un côté nous aurons un livre qui traite de toutes les parties de l'art de guérir sans en excepter une seule, et que de l'autre côté nous saurons tout ce qui manque à ce livre, tout ce qu'il contient de trop, il est évident que la Médecine et les innombrables Sciences médicales se trouveront portées au plus haut degré de perfection, *medicina est additio et substractio.* (Hipp.)

En attendant cette heureuse révolution, voici notre Errata, si l'on peut appeler de ce nom une ébauche imparfaite, un échantillon, un lambeau d'Errata qui d'après notre calcul ne doit pas former plus d'une centaine de pages.

Cependant si nous avions le malheur de faire beaucoup de sensation dans le monde, de nous attirer, dès notre début, plusieurs milliers de Souscripteurs, d'être trop célébrés par le Public, c'est-à-dire par MM. les Journalistes, nous nous trouverions probablement possédés de la manie d'écrire, d'entasser questions sur questions, tomes sur tomes ; *Scribendi libros nullus est finis,* a dit un ancien Sage.

Si jamais nous sommes atteints de cette maladie, beaucoup plus terrible de nos jours que du temps de Salomon, et qu'on assure être depuis quelques années épidémique en France, nous prions davance nos bienveillans lecteurs de nous pardonner l'épouvante que notre surabondance d'esprit ne manquera pas de leur causer, et nous déclarons solennellement qu'une fois parvenu à deux cents pages, si nous avons la témérité d'aller au delà, nous ne ferons payer que le papier et la main-d'œuvre.

Espérons que dans quelques siècles notre exemple sera imité par les Auteurs et Entrepreneurs d'Ouvrages par souscription.

AVERTISSEMENT DE L'IMPRIMEUR.

Les Auteurs de l'Ouvrage que je suis chargé d'imprimer, désirent rester inconnus, comme le prouve la lettre suivante qui était jointe à leur Manuscrit. Ils peuvent compter sur ma discrétion : je mets cependant une condition, sinon à mon silence, du moins à la continuation du commerce typographico-littéraire que je désire entretenir avec eux; c'est que leur ouvrage conservera jusqu'à la fin le ton de décence et de modération qui me semble leur être naturel. Mais, nous le savons, nous autres Imprimeurs-Libraires, dans ces sortes d'écrits qui tiennent du genre polémique, on commence ordinairement par être très-poli; la discussion s'échauffe ensuite peu à peu; les journaux s'en mêlent, quand ce ne serait que pour animer les combattans; et l'on finit par en venir aux gros mots.

Pour moi, quoique j'aie pour maxime de ne point rejeter les petits profits quand ils sont honnêtes et licites, je ne souffrirai jamais que mes presses servent à débiter de mauvaises plaisanteries contre mon confrère des Sciences médicales, ou contre le moindre de ses illustres Auteurs.

LETTRE qui m'a été écrite par un des Auteurs, ancien Chirurgien d'avant-garde, maintenant étudiant en Sciences médicales.

MONSIEUR L'IMPRIMEUR,

La réputation dont vous jouissez m'a fait jeter les yeux sur vous pour imprimer un Ouvrage, dont je vous envoie le Prospectus et le Discours préliminaire.

Vous serez peut-être surpris qu'un homme qui n'est pas encore docteur, ose écrire sur le Dictionnaire des Sciences médicales;

mais quoique jeune , je ne suis point novice en l'art de guérir.
J'ai, sans doute, coupé plus de jambes et de bras que n'en
couperont jamais tous les auteurs du Dictionnaire : pourquoi
donc ne me serait-il pas permis, comme à un autre , de leur
adresser, d'adresser même à leur chef, quelques questions, dont
la solution intéresse ma santé, ma vie et celle de mes semblables ?

De plus, M. l'Imprimeur, s'il faut vous dire toute la vérité,
ce n'est pas uniquement moi qui suis l'auteur du Manuscrit que
je vous envoie : il a été composé dans le sein d'une petite société
qui m'a choisi pour son secrétaire, et c'est moi qui écris
sous sa dictée. Personne ne soupçonne encore l'existence de cette
société ; mais je suis sûr qu'elle va faire dans le monde médical
un tapage épouvantable. En effet, mes compagnons de cabinet,
sans même en excepter un camarade étudiant comme moi, sont
de véritables puits de science ; mais soit dit sans les offenser, je
les crois tous de grands poltrons. Non seulement ils ont refusé de
signer cet écrit ; ils n'ont même jamais voulu me permettre de
le signer.

C'est une terrible chose, m'ont-ils dit, que d'oser contredire
le plus mince écrivain : que serait-ce donc si vous alliez vous
attirer sur les bras une centaine d'auteurs, qui tous forment
entr'eux un véritable bastion de Sciences médicales ? Assez
et trop long-temps vous vous êtes battu contre les trois quarts
de l'Europe, et contre des fractions de l'Amérique , de l'Asie et
de l'Afrique, vous devez désormais vivre en paix avec tout le
monde. Êtes-vous bien sûr, que vos puissans adversaires, s'ils
venaient à vous connaître , n'auraient pas assez de crédit pour
vous empêcher d'obtenir le grade de docteur en chirurgie ?

Telles ont été les raisons de mes collaborateurs : je me suis
laissé entraîner par la dernière. Ainsi, M. l'Imprimeur, je
garderai l'incognito pendant quelque temps ; mais je vous le
promets et je le déclare à ma société et au monde savant :
Aussitôt que je serai décoré du titre éminent de Docteur en
chirurgie, ce qui signifie docteur empoignant, docteur en habile
main , ni crainte, ni respect, ni bastion, ne pourront me
retenir ; je paraîtrai au grand jour.

DISCOURS PRÉLIMINAIRE.

Si quelqu'érudit s'amusait à passer en revue tous les ouvrages fameux qui ont paru depuis l'invention de l'alphabet, il n'en trouverait qu'un bien petit nombre dont la réputation pût être comparée à celle du Dictionnaire des Sciences médicales. Paris, la France, l'Europe, le monde entier retentit de ses louanges, *reboant silvaeque et magnus olympus !*

L'Encyclopédie a fait aussi beaucoup de bruit, mais elle a paru dans un temps favorable aux sciences et à la philosophie, tandis que le Dictionnaire des sciences médicales est enfanté au milieu d'une révolution qui absorbe toutes nos pensées, toutes nos sensations, qui nous fait abandonner les sciences et les arts pour la lecture des journaux et de quelques brochures politiques. Aussi voyons-nous tous les autres ouvrages, quelqu'excellens qu'ils puissent être, périr dès leur naissance : le Dictionnaire des sciences médicales seul a pu surmonter tant d'obstacles.

> Duris ut ilex tonsa bipennibus,
> . . . .
>   Per damna, per cædes, ab ipso
>   Ducit opes animumque ferro.
>   . . . . Et quantùm vertice ad auras
> Ætereas, tantùm radice in tartara tendit.
> *C'est lui de qui la tête au ciel était voisine*
> Et dont les pieds touchaient à l'empire des morts.

Faut-il ajouter que si l'Encyclopédie a été beaucoup louée, elle a été aussi beaucoup blâmée. Le Dictionnaire des sciences médicales n'a vu s'élever contre lui qu'un seul ennemi; et ce nouvel Encelade a été écrasé avec un fracas épouvantable : maintenant à peine sait-on s'il existe. A quoi peut-on attribuer ce succès prodigieux, ce concours unanime de tous les journalistes, de tous les savans et sur-tout de ceux qui composent le Dictionnaire, sinon au mérite intrinsèque de ce précieux livre ? Cependant est-il bien possible qu'un ouvrage qui nous vient de la main des hommes soit absolument sans défauts ? Telle est la question importante que nous nous proposons d'examiner dans ce discours.

Si, ce qu'à Dieu ne plaise, le Dictionnaire contenait quelques erreurs graves et qui fussent de nature à compromettre la vie de nos semblables, combien ne serions-nous pas heureux de pouvoir les découvrir ? Si nous n'apercevons aucun défaut essentiel, nous nous en réjouirons; mais nous n'en serons pas moins attentifs à prendre note de ces taches légères qui choquent d'autant plus dans un ouvrage qu'il est plus parfait. C'est ainsi qu'une dissonance imperceptible aux oreilles vulgaires, suffit pour troubler l'harmonie du plus beau concert.

Nous sommes persuadés qu'on nous saura bon gré de nos efforts. Un grand peintre de l'antiquité écoutait les avis de tout le monde, même des cordonniers : et MM. Pankouke et Compagnie savent mieux que nous, que les éditions Elzéviriennes n'ont rien perdu pour avoir été soumises à la revision des écoliers de Leyde.

Il est bon, au reste, d'avertir les auteurs du Dictionnaire que nous nous chargeons de faire des questions et non de les résoudre : nous proposons nos doutes ; mais nous n'affirmons rien. Ce n'est point à des hommes dont la vue bornée est incapable d'embrasser l'ensemble d'un grand ouvrage, ce n'est point à de tels hommes que convient un ton tranchant et dogmatique ; car ils peuvent errer à chaque instant dans leurs jugemens, prendre les plus grandes beautés pour des défauts et croire apercevoir des contradictions où il n'en existe point.

Il est un écueil que l'on pourrait nommer l'écueil des grands écrivains, et contre lequel il est presqu'impossible que nos auteurs n'aient pas quelquefois heurté : nous craignons qu'ils n'aient voulu faire un ouvrage trop parfait. *Solon* ne chercha point à donner aux Athéniens les meilleures lois possibles, mais seulement celles qui leur convenaient le mieux. Nos législateurs en médecine imiteront ce grand homme : ils auront continuellement à la pensée que leur Dictionnaire est un ouvrage classique et nécessaire, qu'il doit être le *vade mecum* de chaque médecin : ils ne viseront donc point à une perfection idéale et absolue ; ils se contenteront d'une perfection relative. Quant à nous, s'il nous arrivait de trouver quelque morceau que nous ne pussions comprendre , soit qu'il roulât sur la géométrie transcendante, sur la dioptrique ou la catoptrique , sur la métaphysique académique , scolastique , analytique , poristique et sur-tout zététique ; ou enfin sur toute autre science médicale , nous prierions les auteurs de vouloir le mettre à notre portée et à celle des simples élèves de la rue Saint-Côme.

Voici un autre genre d'amélioration ou de perfection relative que nous hasarderons de proposer à MM. les Rédacteurs , après que nous aurons fait une petite digression.

La fameuse Sibylle de Cumes, comme chacun sait, se présenta devant Tarquin pour lui vendre ses neuf volumes : Tarquin les ayant trouvés trop chers , elle en jeta trois au feu : dans une seconde visite qu'elle lui fit , trois autres éprouvèrent le même sort. Enfin elle parut une troisième fois , et Tarquin s'estima heureux d'obtenir les trois volumes qui restaient pour le prix qu'elle exigeait des neuf.

S'il était permis de former une conjecture sur ce fait historique que les anciens ont laissé, peut-être à dessein , dans l'obscurité la plus profonde , nous ne craindrions pas de soutenir que la Sibylle ne trompa point le Roi , et que ses trois derniers volumes valaient réellement autant que les neuf , du moins à peu près ; d'où il s'ensuivrait que les six volumes brûlés n'étaient qu'une répétition ou une amplification de ceux qu'elle avait gardés. Nous fonderions notre opinion sur le caractère moral de la Sibylle, et principalement sur ce que les Pontifes, les Augures, les Devins, les Sorciers et tous les diseurs de bonne aventure de Rome ne manquaient jamais de trouver dans ces prophéties tout ce qu'ils y cherchaient: preuve manifeste qu'elles n'étaient pas aussi horriblement mutilées qu'on le suppose.

Quoiqu'il en soit, nous demandons à MM. les Entrepreneurs et Rédacteurs s'il ne serait pas également possible de supprimer les deux tiers de leur ouvrage, sans en diminuer la valeur intrinsèque ; bien entendu que les acheteurs les payeraient comme Tarquin paya la Sibylle. On ne saurait croire combien l'opération que nous proposons serait favorable, sur-tout aux malheureux praticiens, qui se trouvant dans l'impossibilité de lire les immenses volumes qui se succèdent avec tant de rapidtté, se voient condamnés à mourir de faim au milieu de l'abondance.

Pour parvenir au but désiré, nous osons conseiller à MM. les Rédacteurs d'éviter les répétitions, de retrancher tout ce qui est redondant, superflu, inutile. Nous sentons que ce conseil est plus facile à donner qu'à suivre. On ne conçoit pas en effet que tant de savans qui ont à traiter des sujets intimement liés les uns avec les autres, souvent même identiques sous des noms différens, puissent se posséder au point de ne jamais se répéter, de n'empiéter en aucune façon les uns sur les autres, de dire à chaque article ce qui convient, et rien au-delà. S'il est quelquefois moins aisé de retenir dans sa bouche un bon mot qu'il ne le serait d'y retenir un charbon ardent, peut — on exiger qu'un savant tout rempli de ses sciences les tienne cachées, sans être tenté d'en faire parade hors de propos, sur-tout s'il est bien convaincu que s'il ne saisit pas l'occasion, son camarade ne la laissera pas échapper ?

Malgré cette excellente raison, nous persistons dans l'opinion que lorsqu'un sujet a été traité à fond, on ne devrait plus y revenir. Par exemple si, comme on nous l'a assuré, l'article CLYSTÈRE ne laisse rien à désirer aux pharmaciens les plus scrupuleux, s'il est infiniment au-dessus de tout ce qui a été écrit sur cette matière par les docteurs Pocquelin et Grosley, l'un dans son savant traité du malade imaginaire, l'autre dans sa profonde dissertation sur les œuvres et la pratique de la célèbre Stéphanie *ab intestinis*, vulgairement connue sous le nom de Tiennette Boyau, ce serait en vain que l'on tenterait d'intéresser le public par une dissertation nouvelle sur les lavemens. L'auteur à qui écherra le mot LAVEMENT, doit donc renvoyer simplement au mot CLYSTÈRE. Il se permettra tout au plus d'indiquer pour ceux de ses disciples qui visent à l'érudition la racine du mot *Lavement*.

Comme l'amour-propre se cache sous toutes

les formes, et qu'on assure qu'il n'épargne pas même toujours les savans, voici un piège qu'il est bon de leur faire connaître. Lorsqu'ils ont retourné un sujet dans tous les sens, ils doivent se garder d'imiter Jean Chouar qui disait : Monsieur le mort, laissez-nous faire, on vous en donnera de toutes les façons.

Nous prions MM. les Auteurs de composer de la médecine en une seule façon. Après nous avoir transportés jusqu'au troisième ciel, à l'article *Cause*, comment ont-ils pu au mot *Etiologie*, nous parler de causes suffisantes, insuffisantes, internes, externes, continentes, matérielles, formelles, proégomènes, procatartiques, etc.

Dussions-nous être accusés de rigorisme, de vandalisme, ou même de jansénisme, nous avouons que nous ne verrions pas sans plaisir nos Auteurs frapper d'ostracisme toutes les sciences médicales qui sont entièrement étrangères à la médecine, telles que celles du cordonnier, du bonnetier, du parfumeur, du coiffeur, etc. Quelle nécessité, par exemple, de nous apprendre qu'il y a cinq espèces de bottes ? Un cordonnier que nous avons fait questionner sur cet article, s'est emporté contre les auteurs, au point de les traiter d'ignorans. Il a soutenu qu'il n'y avait pas un seul bottier tant soit peu instruit, qui ne sût faire au moins une dixaine de différentes espèces de bottes, en n'y comprenant même ni les bottes fortes, ni celles des cavaliers de ligne, dits *les Gros Talons*.

Sans prétendre décider cette importante question trop au-delà de notre capacité , nous aimons à croire que cet insolent artiste n'est qu'un faux savant , et qu'il ne sera pas difficile à MM. les Rédacteurs de prouver qu'il n'existe réellement dans la nature des bottes que cinq espèces différentes , et que dans son ignorance ou dans sa présomption , l'enfant de S. Crépin aura pris pour espèces , de simples variétés ; et cependant il ne nous en semble pas moins que de pareilles dissertations , quelque intéressantes qu'elles puissent être, ne doivent point se trouver dans un Dictionnaire des sciences médicales. S'il fallait absolument parler de bottes à toutes les Facultés de médecine, n'aurait-on pas mieux fait , au lieu de classer cette œuvre mécanique, de nous dire que des bottes trop étroites gênent les mouvemens , s'opposent au développement du pied et de la jambe , et que ceux qui sont accoutumés à porter des bottes sont punis au moins par un rhume, de leur attachement à une mode dangereuse et presque encore toute nouvelle , chaque fois que dans un temps froid et humide , ils sont réduits à se présenter en bonne compagnie ?

Malgré tout le respect que nous continuons à porter au Dictionnaire , ou plutôt par cela même que nous lui portons beaucoup de respect , nous avons rougi de pudeur , en notre qualité de médecins , voyant à l'article *Barbe*, des docteurs graves apprendre aux parfumeurs, aux coiffeurs , aux filles de chambre l'art de

teindre

teindre les cheveux colorés par la nature d'une façon contraire à la mode. Nous ne sommes guère plus contens de ce qui est offert à la méditation des lecteurs à propos de bas , de culottes. En un mot , en parcourant tout ce qui a été publié jusqu'ici sur la toilette , nous n'avons guère trouvé que la cravatte dont nous ayons été satisfaits.

Nous prévenons d'avance l'auteur qui traitera de la perruque , qu'il ne doit point se laisser séduire par les attraits que présente le sujet. Ce serait en vain qu'il nous dirait que nous ne possédons point de traité complet médical sur les perruques : cet article doit être d'autant plus court qu'il peut être suppléé aux mots Bonnet rond ou carré , à poil ou sans poil , Chapeau , Schakos , Colbach , Casque , Casquette , Camail , Capuchon , Calotte , Turban , Pot , Bourguignotte , Salade , Morion , Cale Béarnaise , Barette Vénitienne , Coiffe à la Reine , à la Grenade , à la Belle Poule , à la Caisse d'escompte , à la Figaro , à la Maintenon , à la Marmotte , à la Fontange , à la Nourrice , Domino de Beaucaire , Toque , Coup de vent , Pouf , et autres couvre-chefs dignes des recherches des érudits de M. Pankouke.

Si même les Auteurs du Dictionnaire voulaient nous en croire, ils passeraient entièrement l'article *Perruque* , en eussent-ils confié la rédaction au fameux inventeur des Perruques élastiques.

Enfin voici encore un sacrifice que nous

avons le courage de leur demander : c'est qu'ils veuillent renoncer, pour quelque temps, à une méthode qu'ils ont poussée au dernier degré de perfection, et au moyen de laquelle ils peuvent tirer des volumes entiers de leur cerveau, avec la même facilité que Jupiter tira Minerve du sien.

Lorsqu'un d'entr'eux se trouve avoir composé un long traité (et quel est le médecin qui n'a pas au moins un traité dans son portefeuille et un autre en chantier), au lieu de le faire imprimer séparément, il trouve plus commode de l'emballer dans le Dictionnaire. Il est même facile, grâce aux synonimes, d'y faire entrer plusieurs traités sur le même sujet. C'est ainsi qu'on peut nous donner un traité sur l'épilepsie, un autre sur le haut-mal, un troisième sur la maladie sacrée, sur le mal caduc, etc.

Souvent même nos polygraphes n'ont pas besoin de puiser à la source des synonimes pour nous débiter plusieurs traités sur la même maladie. Par exemple, à l'article *femme*, ils nous donnent un traité de l'hystérie des femmes ; à l'article *fille*, un traité de l'hystérie des filles : ils ne manqueront pas, à l'article *veuve*, de nous donner un traité de l'hystérie des veuves : et enfin viendra, à l'article *hystérie*, un traité de l'hystérie des veuves, des filles et des femmes.

Nous convenons que cette méthode est infiniment commode. Auteurs, éditeurs, imprimeurs, tout le monde, excepté le public, y trouve son compte ; excepté, disons-nous, le public qui se voit menacé d'être accablé sous les trophées personnels de nos léxico-graphes. Il les supplierait donc, ce public, s'il avait le droit et la faculté de se faire entendre, de vouloir l'épargner un peu. Lorsqu'il s'est abonné au Dictionnaire il s'attendait uniquement, comme ou le lui avait promis, à avoir un Lavoisien corrigé et mis au niveau des connaissances actuelles. Du reste, il se contente des ouvrages d'Hippocrate, d'Arétée, de Sydenham, de Baglivi et de tant d'autres, sans exiger qu'on lui donne des traités nouveaux sur les différentes branches de l'art de guérir. Il sait d'ailleurs que plusieurs des savans qui composent le Dictionnaire, ont publié des ouvrages estimés : il craint que ces ouvrages ne soient défigurés dans le réceptacle communal ; et il ne conçoit pas qu'on puisse écrire sur les maladies cutanées sans gravures, sur-tout maintenant que les planches sont toutes faites.

Au moyen des changemens que nous proposons, et de ceux qui se présenteront à la perspicacité des médecins dont nous parlons, nous espérons que le Dictionnaire pourra facilement éprouver une réduction des deux tiers ; et alors, dégagé de toutes parties hétérogènes, il sera aussi pur que l'or qui sort du creuset, aussi parfait dans son genre que les livres Sibyllins dans le leur.

Nous sentons, MM. les Docteurs, toute

l'étendue du sacrifice que nous vous demandons. En effet, on devient écrivain en écri-
vant, comme forgeron en forgeant; mais vous
le savez, Messieurs, il y a cette différence
entre ces deux espèces d'artistes, que l'un se
lasse de forger, tandis que l'autre ne se lasse
point d'écrire. On ne conçoit donc pas qu'il
soit possible, sans miracle, d'arrêter le débor-
dement d'une centaine d'écrivains qui tous ont
des doigts très-agiles, et dont la gloire et
le profit se supputent arithmétiquement; mais
ce miracle, Messieurs, nous l'attendons de
vous. Vous pourrez vous dédommager sur les
sujets qui ne font point partie du Dictionnaire.
Qui vous empêche de vous étendre tout à votre
aise sur votre *Flore ?* Et quand vous l'aurez
poussée à bout, ne pourrez-vous pas, comme
votre *Prospectus* nous le fait espérer, écrire
l'histoire des grands hommes en médecine,
depuis Esculape jusqu'aux auteurs du Dictionnaire inclusivement ? Ce vaste champ fournira
aisément à chacun de vous matière à deux
ou trois volumes; et ce monument historique
attestera au moins à la postérité la plus pro-
chaine, votre respect pour les grands médecins tant morts que vivans.

Quant à nous, après avoir exposé les motifs
puissans qui nous engagent à prendre la
plume, il ne nous reste plus qu'à nous élancer
avec courage dans la carrière qui s'ouvre devant
nous. Mais hélas ! nous avons fort à craindre
de nous arrêter en chemin, sans pouvoir jamais

la parcourir ; car , puisqu'il faut le déclarer , nous n'avons ni la science de Chiron , ni les pieds légers d'Achille.

On conçoit aisément combien un pareil aveu coûte à notre amour-propre ; aussi avions-nous d'abord formé le dessein de cacher au public notre nudité , et même de nous encenser les uns les autres , de vanter mutuellement nos productions les plus chétives.

Voici l'ordre que nous avions établi dans ce travail. Monsieur A se chargeait de Monsieur B , Monsieur B de Monsieur C , et ainsi de suite ; bien entendu que Monsieur A aurait eu son tour , comme on en pourra juger par l'échantillon suivant , que nous nous étions procuré sans nous mettre en frais ; car nous l'avions pris au hasard dans un de ces magasins publics que tous les connaisseurs regardent comme d'inépuisables greniers d'abondance. Voici donc cet échantillon :

« Nommer le docteur A.... c'est signaler
» un des plus grands médecins , un des
» écrivains les plus distingués du siècle. L'ins-
» titut de France est sans contredit la plus
» illustre académie de l'univers ; la Faculté de
» médecine de Paris n'est éclipsée par aucune
» autre , peut-être ne connaît-elle pas de rivale
» au monde ; je suis pénétré de vénération
» pour ces deux corps : Eh bien ! je trouve
» qu'il manque à leur gloire de posséder
» monsieur A.... . Digne fils d'Apollon, il a

» composé des poésies charmantes , » etc. (1)

Quant à Monsieur B. *dont la modestie égale le prodigieux talent* (1) il se serait contenté provisoirement de s'appeler *le brillant et presqu'inimitable* B. (2) , à condition qu'à la première occasion il aurait été simplement *l'inimitable* B.

Tel était le plan que nous avions arrêté ; et afin de couper pied à toute espèce de plaintes sur un sujet si important et si délicat , il avait été résolu *in petto* que chacun de nous se réservait le droit de se récréer l'odorat par quelques grains d'encens , toutes les fois qu'il ne serait pas content des fumigations du voisinage ; mais l'essai malheureux que nous avons fait de cette méthode dans quelques sallons , nous a bientôt convaincu qu'une société ne pouvait en tirer aucun parti , si elle ne possédait dans son sein des hommes exercés à emboucher une ou plusieurs des cent trompettes de la renommée , et si , de plus cette société n'était très - nombreuse. Ces conditions essentielles une fois remplies , pour peu que chaque musicien veuille saisir sa trompette , il n'en reste plus à la céleste courrière ; elle est entièrement à leur discrétion.

Notre association ne jouit d'aucun de ces

---

(1) Cet échantillon que ne désavoueraient ni Simonide ni Pindare , qui , comme on sait , lorsqu'ils avaient à louer un héros , ne manquaient jamais de faire en même temps l'éloge de Castor et Pollux , d'Apollon ou de quelqu'autre divinité ; cet échantillon avait été tiré du *Journal universel des sciences médicales*, mars 1816. p. 370.

(1) Ibid. p. 382.

(2) Ibid. p. 356.

avantages ; elle n'a pas même dans sa manche le plus petit journal. Elle pourrait , à la vérité, trouver , dans une ville anséatique ou autre , des savans respectables qui la loueraient périodiquement , soit à un prix modéré , soit à charge de revanche ; mais à quoi serviraient ces éloges s'ils n'ont point cours parmi nous , et si l'on nous refuse tout moyen de les mettre en circulation ?

Qu'on n'attende donc point de nous que nous suivions pas à pas le Dictionnaire depuis *Alpha* jusqu'à *Oméga* , révélant des beautés inconnues jusqu'ici à tous les journalistes , à tous les savans , aux auteurs eux _ mêmes ; indiquant les imperfections que la faiblesse humaine aurait laissé échapper , effaçant ce qui serait de trop , ajoutant ce qui pourrait manquer. Le monde serait trop heureux si nous pouvions exécuter un tel plan ; mais le Dictionnaire ne peut et ne doit recevoir sa dernière perfection que de ceux qui l'ont si bien commencé ; et , de plus , voici une raison qui nous excuse entièrement.

Notre société n'est composée jusqu'ici que de six personnes ; savoir , deux praticiens A. B. deux amateurs C. D. et deux étudians E. F. Les deux premiers n'ont pas le temps d'écrire : les deux derniers sont encore trop jeunes pour en avoir la faculté , et les amateurs n'en ont pas la volonté. Outre qu'ils ne sont point médecins , ils ont vu , en tout genre , depuis plus de trente ans , une si prodigieuse quantité d'écrits détestables , du moins à leur avis , que dans la crainte d'en augmenter le nombre , ils se garderont bien de devenir auteurs eux-mêmes.

Si le lecteur bénévole désire savoir comment une société si singulièrement composée peut conserver son existence , et même aspirer à la gloire littéraire , nous ne refuserons point de satisfaire sa curiosité.

Lorsque les deux médecins se trouvent embarrassés , ce qui arrive souvent , ils ont aussitôt recours à leur Dictionnaire , et ils y trouvent presque toujours ce qu'ils cherchaient , surtout quand ils sont désireux de synonimes. Quelquefois cependant ils sont trompés dans leur espoir ; l'un nous dira : j'avais un malade attaqué d'une maladie singulière et qui présentait tels et tels symptômes , j'ai consulté le Dictionnaire , mais je n'ai pu comprendre l'article qui traite de la maladie en question ; ou bien : cet article est si long , si long , que mon malade a eu le temps de . . . . . guérir , avant que j'aie eu celui de découvrir la cause de la maladie. J'ai donné à un pauvre enfant , dira l'autre médecin , un spécifique que le Dictionnaire vante comme infaillible : l'enfant est mort au bout de deux heures : je suis bien éloigné de prétendre que ce spécifique l'ait tué , je dis seulement qu'il ne l'a pas guéri.

Quant à nos deux jeunes gens , ils s'exercent souvent à disputer et à écrire à leur manière sur le Dictionnaire : et malgré le respect profond qu'ils ont pour lui, l'un d'eux fait l'avocat du diable, et l'autre soutient la bonne cause. Quand nous n'avons rien à dire, ils nous lisent leurs amplifications, que nous écoutons en causant. Cependant nous avons résolu de remplir nos premières feuilles de quelques-unes de ces productions : si elles ne valent rien, elles ne compromettront nullement la dignité de notre société, puisque les auteurs sont de véritables sentinelles perdues ; tandis que si elles viennent à être goûtées du public, ce succès nous fera infiniment d'honneur, et ne manquera pas de nous attirer un grand nombre de souscripteurs. Nos jeunes gens nous servent, de plus, de lecteurs, de secrétaires-rédacteurs, etc.

Pour les amateurs, ils sont les chanoines de la société : ils n'admirent rien, pas même le Dictionnaire : aussi ont-ils refusé de s'y abonner, malgré toutes nos instances. Si donc il venait à se glisser dans nos feuilles quelqu'expression, quelque phrase, quelqu'article irrévérent, le public saura à qui il doit les imputer. Voici de quelle manière ils travaillent : Lorsque nous sommes réunis, après qu'on a épuisé la conversation sur la pluie, le beau temps et sur les affaires politiques du Monomotapa, elle tombe naturellement sur les sciences médicales ; et il arrive souvent à nos deux esprits forts de parier une prise de tabac qu'ils trouveront une faute assez grave, à chaque page du Dictionnaire qu'on leur lira au hasard. Voilà l'origine de ce que nous avons dit sur les bottes.

Quelquefois cependant nous procédons par analogie, et même par la méthode poristique, cette méthode par excellence, que Condillac et ses écoliers nomment *analytique*, on ne sait trop pourquoi si ce n'est par défaut de porisme : nous allons donc du connu à l'inconnu. Par exemple, les bottes nous ont conduit sans peine aux bas leurs voisins; ceux-ci aux culottes : les culottes et les bretelles ont entr'elles une connexion intime ; c'est ainsi que de fil en aiguille nous sommes parvenus jusqu'aux cheveux et à la barbe.

On nous dira qu'un ouvrage fait à bâtons rompus, ne peut être qu'un ramassis de pièces et de morceaux : nous en convenons ; mais nous nous flattons que cette espèce de marquetterie ne déplaira point au lecteur : il sera sérieux avec nos docteurs; il se déridera un peu avec nos amateurs, et il daignera peut-être jeter un coup-d'œil sur les dissertations de nos jeunes gens. Nous ne le dissimulons point : notre ambition serait de faire un très-petit in-8°. qu'on placerait à la queue des cinquante volumes de six cents pages dont se composera le Dictionnaire (1) ; jusqu'à ce qu'il

---

(1) Ce calcul n'est pas tout à fait celui de M. Pankouke ; mais il sait fort bien qu'erreur n'est pas compte. Ces cinquante volum. après tout, ne feront que trente mille pages qui, à raison de quarante-six lignes à la page et de cinquante-trois lettres à la ligne, ne nous donneront que soixante - treize millions cent quarante mille lettres.

vous plaise, Messieurs, de répondre à nos questions, ou, ce qui vaudrait mieux, d'opérer la grande réduction que nous vous avons proposée, et dont nous espérons vous faire sentir de plus en plus la nécessité. Alors notre volume deviendra, à la vérité, inutile; mais notre but aura été atteint.

On ne manquera pas d'insister et de dire qu'une production de la nature de celle que nous méditons, ne fut jamais l'apprentissage de deux écoliers, qu'elle demande du temps, des soins, des talens que nous n'avons pas, ou tout au moins le pouvoir et la volonté d'employer ceux que nous avons. Nous sentons, Messieurs, tout le poids accablant de cette objection; et voici notre réponse qui servira en même-temps de péroraison à ce discours.

Les plus grands fleuves ne sont à leur source que de faibles ruisseaux qui se grossissent peu à peu, en recevant dans leur sein les pluies, la rosée, une infinité d'autres ruisseaux, et même des rivières plus ou moins considérables, jusqu'à ce que, parvenus à leur embouchure, ils se confondent avec l'Océan auquel ils vont porter le tribut de leurs eaux. Nous sommes ce faible ruisseau qui commence un grand fleuve; l'océan est le dictionnaire des sciences médicales; les ruisseaux, les rivières, les pluies et la rosée qui changent le petit ruisseau en fleuve, ce sont les savans répandus sur toute la surface de la terre.

O vous donc, qui que vous soyez, quelque

climat que vous habitiez, sous quelque nom
que vous vous cachiez, Médecins, Chirur-
giens, Pharmaciens, Oculistes, Dentistes,
Bandagistes, Pédicures ou Pédicuristes; Chi-
mistes, Alchimistes, Botanistes, Herboristes,
Naturalistes, Physiciens, Métaphysiciens,
Mathématiciens, Mécaniciens, Astronomes,
Astrologues, Faiseurs d'Almanacs, Uros-
copes et Tireurs d'horoscopes, Nécroman-
ciens, Chiromanciens, Rabdomanciens, Eteil-
listes, Mesméristes, Gallistes et sur-tout Nor-
mandistes, Bottiers, Cordonniers, Bonne-
tiers, Perruquiers, Coiffeurs, Vinaigristes,
Parfumeurs; vous tous enfin qui cultivez quelques branches des sciences médicales, venez
à notre secours : que chacun de vous réu-
nisse ses efforts aux nôtres ; *Audacibus annue
cœptis.* Feuilletez, lisez, méditez le Dictionnaire des sciences médicales ; retournez-le dans
tous les sens et la nuit et le jour ; *Nocturnâ
versate manu, versate diurnâ :* et si vous y
apercevez quelque beauté qui n'ait point
encore été louée, quelques passages trop par-
faits et trop au-dessus de l'intelligence des quatre
Facultés, quelques traités qui auraient besoin
d'être imprimés à part pour briller dans tout
leur jour, quelques fautes typographiques, et
puisqu'il faut le dire, quelques-unes de ces
inadvertances qui échappent aux plus grands
écrivains dans la chaleur de la composition,
ou aux plus habiles copistes dans l'insouciance
de leur travail ; nous vous prions, Messieurs

et chers confrères, nous vous conjurons de nous les faire connaître, afin que nous puissions les soumettre à Messieurs les Auteurs et Editeurs du Dictionnaire. Quand nous les aurons mis à même de lui donner toute la perfection dont il est susceptible, eu égard à l'infirmité de la nature humaine, infirmité dont les médecins eux-mêmes ne sont pas toujours exempts ; alors, Messieurs, nous aurons fait une bonne œuvre, une œuvre utile à nos semblables ; et notre nom sera immortel, s'il mérite d'être inscrit dans le grand livre.

Fin du Discours préliminaire.